MÉMOIRE

SUR LA PRÉPARATION

DE TOUS LES EXTRAITS PHARMACEUTIQUES

PAR

LA MÉTHODE DE DÉPLACEMENT

Au moyen d'un Appareil approuvé par la Société de Pharmacie,

CONTENANT

UN PROCÉDÉ NOUVEAU POUR FAIRE LES EXTRAITS DES PLANTES AROMATIQUES ; SUIVI D'UN TABLEAU DONNANT EXACTEMENT LES QUANTITÉS D'EXTRAIT FOURNIES PAR CHAQUE PLANTE,

Par M. DAUSSE (AMANS), Pharmacien.

PARIS,

CHEZ L'AUTEUR, RUE DE LANGRY, N° 10,

ET CHEZ J.-B. BAILLIÈRE, LIBRAIRE,

Rue de l'École de Médecine, 13 *bis*.

1836.

MÉMOIRE

SUR LA PRÉPARATION

DE TOUS LES EXTRAITS PHARMACEUTIQUES

PAR

LA MÉTHODE DE DÉPLACEMENT.

Paris. — Imprimerie d'Everat, rue du Cadran, n. 16.

MÉMOIRE

SUR LA PRÉPARATION

DE TOUS LES EXTRAITS PHARMACEUTIQUES

PAR

LA MÉTHODE DE DÉPLACEMENT,

Au moyen d'un Appareil approuvé par la Société de Pharmacie,

CONTENANT

UN PROCÉDÉ NOUVEAU POUR FAIRE LES EXTRAITS DES PLANTES AROMATIQUES, SUIVI D'UN TABLEAU DONNANT EXACTEMENT LES QUANTITÉS D'EXTRAIT FOURNIES PAR CHAQUE PLANTE;

Par M. DAUSSE (AMANS), Pharmacien.

PARIS,

CHEZ L'AUTEUR, RUE DE LANCRY, N° 10,

ET CHEZ J.-B. BAILLIÈRE, LIBRAIRE,

Rue de l'École de Médecine, 13 *bis*.

1836.

MÉMOIRE

SUR LA PRÉPARATION

DE TOUS LES EXTRAITS PHARMACEUTIQUES

PAR

LA MÉTHODE DE DÉPLACEMENT.

Mon honorable et savant confrère, M. Boullay, qui a jeté un si grand jour sur l'action des divers menstrues, quand on les fait agir à froid sur les substances médicamenteuses végétales ou animales, au moyen du filtre-presse, avait prédit avec raison que ce nouveau mode d'opérer produirait un grand bien dans l'art de préparer un certain nombre de médicaments. A peine son premier article sur la méthode de déplacement eut-il paru, que j'en sentis toute l'importanee. Je fis construire, immédiatement après, plusieurs cylindres de grandeurs différentes, qui me servirent à préparer tous les solutés dont j'avais besoin.

Ce fut à ces instruments que je dus l'idée de chercher un mode d'évaporation simple, commode et peu dispendieux, pour transformer, par l'évaporation, ces solutés en extraits. J'eus le bonheur, dans cette préoccupation, de faire part de mes idées à M. Oberlin, qui possède un brevet pour le régulateur du feu, jadis soumis à la sanction de l'Académie, et qui est approuvé. Il ne me fut pas difficile, à l'aide de ce régulateur, de composer l'appareil qui me sert à préparer les extraits : néanmoins, voulant en retirer tout le parti possible, je me suis appliqué à réunir en lui toutes les opérations que nécessite la préparation des extraits, c'est-à-dire la méthode de déplacement, la distillation et l'évaporation au bain-marie.

Depuis l'heureuse application de la méthode de déplacement pour la préparation des solutés, des expériences ont été faites consciencieusement, et ont prouvé que, traitées à froid, par les divers menstrues, les substances médicamenteuses cédaient à ces liquides toutes les parties solubles qu'elles renfermaient, et cela en employant beaucoup moins de menstrues que par les anciens procédés. Un autre avantage qu'offre cette méthode, c'est qu'elle n'altère en rien le produit qu'on veut obtenir, l'opération se faisant à froid.

Il manquait donc un appareil simple et présentant toute l'économie possible, pour transformer les solutés en extraits, sans les altérer. Quoique le bain-marie fût connu, il n'était guère mis en usage, à cause de son incommodité, ou de la grande dépense de combustibles, qu'il occasionne. On était d'ailleurs obligé de le composer de toutes pièces. Les uns se servaient de capsules qu'ils plaçaient sur la cucurbite d'un alambic; les autres faisaient usage d'un poêlon surmonté d'une capsule; enfin il n'y avait pas de procédé fixe : sans cesse il fallait surveiller le feu et l'eau du bain-marie, procédé au moyen duquel on ne pouvait obtenir qu'un seul extrait à la fois, encore n'était-il mis en pratique par un petit nombre de pharmaciens, que pour terminer l'extrait, car on était dans l'habitude d'évaporer à feu nu la majeure partie du liquide employé. Ces inconvénients étaient tels, que beaucoup de pharmaciens se dispensaient même d'avoir recours au bain-marie pour terminer leurs extraits. Ils procédaient à l'évaporation du reste du liquide, en abandonnant l'appareil sur les cendres chaudes, ce qui altérait considérablement le produit obtenu.

Ces graves inconvénients ne peuvent exister lorsqu'on opère avec l'appareil que j'ai imaginé. *Économie de dépenses en combustible, économie de temps et excellence des produits*: tels sont les avantages qui le recommandent à l'attention de mes confrères. Je ne m'étendrai pas plus longtemps sur les avantages de cet appareil. Il a été d'ailleurs le sujet d'un rapport fait par la société de pharmacie, qui l'a approuvé. (Voir le N° de juillet, *Journal de Pharmacie*, 1835, p. 369, etc.)

Aussitôt que j'ai été possesseur de cet appareil, je me suis appliqué à faire un travail général sur les divers extraits employés en thérapeutique, et sur quelques-uns non encore employés, qui m'ont paru devoir rendre quelque service à l'art de guérir. De plus, parmi les substances végétales employées pour faire des extraits, il en est qui sont aromatiques, telles que les racines de valériane, d'aunée, de serpentaire de Virginie, de pivoine; les feuilles de rue, sabine, absinthe; fleurs de camomille, etc., etc. Cependant, le mode de préparation de ces extraits, indiqué par le Codex et les pharmacopées diverses, est tel, qu'il est impossible, en le suivant, de conserver à ces extraits le principe aromatique de la substance qui les fournit. Pourtant, la majeure partie des propriétés de ces substances réside dans cette partie aromatique qui se dissipe pendant l'évaporation. Pourquoi donc a-t-on négligé de la conserver dans les extraits, puisque les médecins prescrivent les huiles essentielles, ou les eaux qui en sont chargées, dans les mêmes cas où ils prescrivent la substance elle-même ou son extrait? Il serait alors facile de reconnaître ces médicaments, non-seulement au goût, mais encore à l'odorat, et ils posséderaient aussi toutes les propriétés de la substance qui les fournit.

Voulant remplir cette lacune, je me suis livré à quelques expériences sur les extraits des substances ci-dessus désignées, ainsi que sur quelques autres nouvelles, qui pourraient quelquefois être utilement employées en extraits; telles que les feuilles d'oranger, les écorces d'oranges et les fleurs d'oranger; les feuilles de menthe poivrée, le sémen contra, la racine de fougère mâle. J'espère avoir réussi dans mes recherches, car le mode d'opérer que j'ai employé, m'a fait obtenir des extraits qui contiennent entièrement tous les principes fixes et volatils de la plante qui les fournit, comme je le démontre dans la description de la préparation des extraits que j'ai nommés *extraits aqueux éthérés et extraits hydro-alcooliques éthérés.*

De tout temps il a existé une anomalie dans la consistance de ces médicaments officinaux, qu'il est nécessaire de faire disparaître; je veux parler de l'état sec et de l'état pilulaire ou mou, sous lesquels existent les extraits qu'on prépare dans les officines. Je crois bien faire en les ramenant tous au même degré de concentration, et c'est à la consistance sèche que j'ai donné la préférence, comme étant celle qui présente le plus d'avantages, ainsi que je le démontrerai plus loin.

Enfin je tenais beaucoup, dans le but de faciliter aux médecins l'administration ou la prescription de ces médicaments avec connaissance de cause, à déterminer, avec le plus de précision possible, les quantités d'extraits fournies par une quantité donnée de substance. Pour établir des rapports d'une évaluation facile, j'ai opéré sur des quantités de substances assez considérables, et pour que ces rapports fussent exacts, tous les extraits ont été desséchés, car à l'état sec les évaluations sont bien plus rigoureuses.

La scrupuleuse attention avec laquelle j'ai surveillé les opérations me fait espérer que je suis arrivé aussi près que possible de la vérité.

DES EXTRAITS PHARMACEUTIQUES.

Les extraits pharmaceutiques sont des médicaments officinaux qui représentent, sous un petit volume, les propriétés médicamenteuses des substances qui servent à les préparer; ils ont l'avantage de pouvoir être administrés à des doses très-minimes, et d'épargner aux malades les dégoûts qui accompagnent l'administration des substances qui leur correspondent, quel qu'en soit le mode.

Après les alcalis végétaux et les sels, auxquels ils donnent naissance, les extraits sont les médicaments qui agissent avec le plus d'énergie. Souvent même on les emploie exclusivement, comme étant d'un usage moins dangereux, et procurant des résultats qu'on ne pourrait obtenir aussi sûrement avec d'autres moyens.

On distingue plusieurs sortes d'extraits, que l'on classe de la manière suivante :

1° Les extraits faits avec le suc des plantes vertes;

2° Les extraits obtenus par l'action de l'eau, soit à froid, soit à chaud, sur les plantes sèches, et appelés *extraits aqueux;*

3° Les extraits obtenus au moyen de l'eau et de l'alcool, appelés extraits *hydro-alcooliques;*

4° Les extraits obtenus avec l'alcool seul, et appelés *extraits alcooliques ou résineux;*

5° Les extraits obtenus avec le vin, qui ne sont guère plus employés.

A ces cinq variétés d'extraits, j'en ajouterai deux autres qui sont dues à mes recherches :

1° Les extraits obtenus par l'intermède de l'éther et de 'eau, que j'appellerai *extraits aqueux éthérés;*

2° Les extraits obtenus au moyen de l'eau, de l'alcool et de l'éther, que j'appellerai *extraits hydro-alcooliques éthérés:* ces deux extraits ne se préparent qu'avec les plantes aromatiques.

DES EXTRAITS OBTENUS AVEC LE SUC DES PLANTES.

Pour préparer ces extraits, j'ai été obligé de faire usage de l'ancien procédé. La seule modification que j'y ai apportée consiste en ce que, pour ne rien perdre de la substance extractive que retient toujours le marc après l'expression, j'ai mis ces résidus dans les cylindres à déplacement, où ils ont été épuisés par l'eau, jusqu'à ce que celle-ci passât insipide. C'est de cette manière que j'ai préparé les extraits de tiges de laitue, de turyons d'asperges, etc.

DES EXTRAITS AQUEUX.

Pour les extraits aqueux, toutes les substances sèches, à l'exception d'un très-petit nombre, ont été soumises à l'action du filtre-presse. Fleurs, feuilles, écorces, bois, racines dont j'ai préparé les extraits, ont été traités, dans cet appareil, par l'eau à la température ordinaire; quelques solutés seulement n'ont pu être obtenus qu'au moyen de l'eau chaude. Mon but ayant été de déterminer aussi exactement que possible les rapports existants, quant à la quantité, entre les extraits et les substances qui les ont fournis, j'ai employé au moins quatre livres d'eau pour une livre de substance médicamenteuse à traiter. J'ai même quelquefois dépassé cette quantité, lorsque le cas l'exigeait, afin d'épuiser plus sûrement la substance.

Je dois dire pourtant que les deux premières quantités d'eau qui avaient traversé la substance s'étaient chargées de la presque totalité de la matière soluble; je n'ai cependant pas négligé le reste du menstrue, afin d'arriver à une plus grande exactitude.

Les racines, les écorces, les bois et les feuilles, ont été préalablement réduits en poudre grossière. Quant à certaines fleurs, il ne faut point les pulvériser, si l'on veut que l'opération ait un résultat satisfaisant.

Lorsque la substance à traiter était très-avide d'humidité et susceptible de se dilater considérablement, je l'humectais préalablement avec suffisante quantité d'eau et la laissais en macération pendant quelques heures. C'est ainsi que j'ai traité la poudre de têtes de pavots, de racine de patience, de rhubarbe, etc. Je les introduisais ensuite dans le cylindre à déplacement, en les tassant légèrement. Je déplaçais la première eau employée, en ajoutant de l'eau sur le filtre, et continuais successivement à en ajouter de nouvelles quantités, jusqu'à ce que la substance fût épuisée.

Pour les bois durs, tels que le gayac, le quinquina, le buis, etc., qui se dilatent très-peu, je les plaçais de suite dans le cylindre, sans les avoir humectés préalablement, et je versais de l'eau par-dessus. La poudre de ces substances se dilate un peu, à mesure que l'eau les pénètre; mais cette légère dilatation, loin de nuire, empêche que l'eau ne les traverse trop rapidement, but que j'atteignais d'ailleurs avec la précaution de tourner le robinet qui se trouve au bas du cylindre, de manière à ce qu'il ne sortît qu'un petit filet de soluté, et à permettre que les substances et l'eau fussent assez long-temps en contact pour que le liquide pût se charger des principes médicamenteux.

Enfin les solutés étaient placés dans une capsule au bain-marie, pour coaguler l'albumine qu'ils contiennent presque tous; après quoi je les retirais pour les laisser refroidir et les filtrer au papier. Ils étaient ensuite remis dans la capsule, pour la terminaison de l'extrait.

Ainsi évaporés entièrement au bain-marie, les extraits que je prépare sont entièrement solubles à l'eau froide, avantage que n'offraient pas les extraits obtenus par décoction, surtout quand on les évaporait à feu nu soit en totalité, soit en partie; mode d'évaporation qui en carbonise toujours une partie notable, et leur communique à tous une odeur analogue, qu'on a désignée par le nom d'*odeur d'extrait*.

DES EXTRAITS HYDRO-ALCOOLIQUES.

Pour préparer ces extraits, j'ai employé l'alcool tantôt à 22°, tantôt à 24°, selon la substance que j'avais à traiter. J'ai observé qu'il était inutile de faire macérer préalablement la poudre. Aussi me suis-je toujours contenté de la placer dans le cylindre, garni à son extrémité inférieure d'un disque d'étoffe de laine. Après avoir placé un disque en fer-blanc, percé de petits trous, sur la surface unie de la poudre, je versais alors de l'alcool, que je déplaçais successivement, jusqu'à épuisement de la substance. J'avais seulement la précaution de remettre sur le filtre les premières quantités qui sortaient troubles, jusqu'à ce que le soluté fût très-clair. Je déplaçais les dernières quantités d'alcool retenues par la plante, au moyen de l'eau, afin de ne rien perdre du menstrue employé. Ces solutés, bien clairs, étaient versés dans le bain-marie de l'alambic et soumis à la distillation, afin de recueillir la majeure partie de l'alcool employé. Le résidu trouble était recueilli avec soin, versé dans une capsule et évaporé au bain-marie. Vers la fin de l'opération, j'avais la précaution de remuer le produit avec une spatule en os, afin de bien mélanger les principes abandonnés par l'alcool et l'eau, et d'avoir un extrait homogène.

Comme pour les extraits aqueux, j'ai cru convenable d'employer quatre livres d'hydro-alcool par livre de substance; j'ai d'ailleurs suivi en cela les doses prescrites par le Codex, pour la préparation de la majeure partie des teintures, dépassant néanmoins ces doses, quand besoin était.

DES EXTRAITS ALCOOLIQUES OU RÉSINEUX.

Ces extraits sont en petit nombre, la marche que j'ai suivie dans leurs préparations est absolument la même que celle que j'ai adoptée pour obtenir les extraits hydro-alcooliques. On doit toujours employer de l'alcool à 34° ou 36°, afin de ne pas dissoudre de matière extractive aqueuse qu'ils ne doivent pas contenir, sans quoi, si on veut les obtenir bien purs, on est obligé, pour les en débarrasser, de les laver avec de l'eau chaude, quand ils sont en consistance pilulaire.

DES EXTRAITS VINEUX.

On préparait jadis les extraits d'absynthe, de fumeterre, etc., en traitant ces plantes avec le vin blanc. Ces extraits ne sont plus en usage. De tous ceux de cette espèce, il n'y a que celui qu'on prépare avec la racine d'ellébore noir, en la traitant par l'alcool, le vin et le sous-carbonate de potasse, qui soit encore employé, seulement dans la préparation des pilules toniques de Bacher. Je pense que l'extrait hydro-alcoolique de cette racine est préférable, ou du moins peut fort bien le remplacer.

DES EXTRAITS AQUEUX ÉTHÉRÉS ET DES EXTRAITS HYDRO-ALCOOLIQUES ÉTHÉRÉS.

Dans la préparation des extraits aqueux éthérés, je n'ai eu en vue que d'obtenir le principe soluble dans l'eau, et le principe aromatique.

Dans la préparation des extraits hydro-alcooliques éthérés, mon but a été de réunir les principes solubles dans l'eau, dans l'alcool et dans l'éther.

J'ai employé les plantes aromatiques à l'état sec, bien conservées et de premier choix. Quoique sèches elles contiennent encore beaucoup d'huile essentielle. Chacune d'entre elles fournit, par once et selon sa nature, depuis six jusqu'à vingt grains et plus d'huile tant fixe que volatile aromatique.

Voici la manière dont j'ai opéré :

La substance est préalablement pulvérisée, placée ensuite dans un cylindre à déplacement, pourvu de tous ses accessoires. Je verse alors dessus un poids égal d'éther sulfurique ; je déplace ensuite cet éther par l'alcool à 33°, et à son tour l'alcool est déplacé par l'eau. Avec ce dernier menstrue, je lessive sans discontinuer la substance, jusqu'à ce que le liquide qui passe soit insipide et incolore. Le soluté éthéré est distillé à part dans une petite cornue, pour retirer presque tout l'éther. Le soluté alcoolique est mêlé au soluté aqueux, et soumis aussi à la distillation, pour retirer la majeure partie de l'alcool. Ce qui reste dans le bain-marie de ces deux derniers solutés, est recueilli avec soin placé dans une capsule, et évaporé jusqu'à consistance d'extrait pilulaire bien rapproché ; alors le résidu de l'éther, qui n'est que de l'huile, fixe ou volatile, est ajouté à la masse extractive et incorporé rapidement au moyen d'un pilon. Si on veut obtenir ces extraits secs, il faut attendre, avant d'ajouter les essences, que la masse extractive soit plus rapprochée que ne le comporte l'état pilulaire. Après avoir incorporé les huiles, on étend la masse sur les bords de la capsule, quelques minutes après on retire ce vase de dessus le bain-marie, et quand il est presque refroidi, on enlève l'extrait avec la pointe d'un couteau. Voilà ce qui constitue l'extrait *hydro-alcoolique éthéré*.

Je supprime quelquefois l'alcool; quand la substance que j'ai à traiter ne contient pas de résine dont les propriétés soient essentielles; c'est alors ce qui constitue l'*extrait aqueux etheré*. L'éther, par sa grande volatilité, abandonne rapidement les huiles qu'il tenait en dissolution, et se charge à peine de leur odeur. Voilà pourquoi je le préfère à l'alcool.

Ces extraits ainsi préparés possèdent tous les principes actifs de la substance qui les fournit. On peut les distinguer facilement au goût, à l'odorat, quelquefois même à la couleur. Ils attirent moins l'humidité, et se conservent mieux que ceux faits par les procédés ordinaires.

Ces deux dernières sortes d'extraits sont des médicaments nouveaux que l'expérience seule doit sanctionner; ils diffèrent trop de ceux des mêmes plantes faits par l'autre méthode, pour qu'on puisse les donner l'un pour l'autre. C'est aux médecins seuls à les prescrire, quand ils le jugeront à propos.

Presque tous les extraits que je présente ont été obtenus par les procédés que je viens d'indiquer. Quelques préparations ont subi des modifications que je vais faire ressortir dans la description particulière de chaque extrait.

AVANTAGE DES EXTRAITS SECS SUR LES EXTRAITS MOUS.

En offrant tous les extraits à l'état sec, mon but est de proposer qu'ils soient dorénavant tous préparés et employés de cette manière. Car à l'état sec les extraits ne laissent rien à désirer. En effet, dans cet état ils auront constamment le même degré d'action; ils ne se trouveront pas modifiés, comme ceux qui, étant en consistance pilulaire, ne peuvent être conservés que dans des pots où l'air, tantôt sec, tantôt humide, ne tarde pas à les altérer; car un grand nombre de ces extraits se ramollissent et se décuisent en attirant l'humidité au point de devenir liquides : exemples, les extraits de ciguë, de jusquiame, de fumeterre, de chicorée, etc. D'autres au contraire se dessèchent plus que ne le comporte l'état pilulaire, après avoir subi une fermentation qui en change nécessairement la nature et les propriétés.

A l'état sec les extraits ne sont point exposés à ces graves inconvénients; car, comme on peut les renfermer dans des vases transparens et faciles à boucher, il est toujours aisé de les surveiller et de les mettre à l'abri des variations de l'atmosphère, et des conséquences de ces variations.

On me dira sans doute que cette innovation présente plusieurs inconvénients : 1° de changer les habitudes des médecins, en leur offrant des médicaments qui ont dû acquérir des propriétés plus énergiques; 2° que ces extraits secs attirent l'humidité de l'air, si on ouvre trop souvent les vases qui les contiennent, aux parois desquels ils s'attachent, et d'où il est plus difficile de les détacher que lorsqu'ils sont dans des pots.

A la première objection je répondrai qu'excepté un petit nombre d'extraits qui s'administrent d'abord à la dose d'un demi-grain, ou d'un grain, tous les autres offrent une latitude qui met le médecin à l'abri de toute inquiétude. La différence n'est pas d'ailleurs si grande; car en général elle est entre 1/8me et 1/16me, comme il sera facile de s'en convaincre par le tableau ci-joint, où j'ai établi aussi exactement que possible les rapports des extraits doués d'une certaine énergie à l'état pilulaire et à l'état sec.

Quant à la seconde objection, il ne me sera pas plus difficile d'y répondre qu'à la première. En effet, pour éviter qu'un extrait sec attire l'humidité, il suffira de diviser la quantité préparée, dans plusieurs petits bocaux que l'on fermera hermétiquement, et que l'on goudronnera bien. Le pharmacien les entamera l'un après l'autre pour le service journalier, ayant soin de bien reboucher le flacon aussitôt qu'il aura puisé la quantité d'extrait dont il avait besoin. Il sera impossible dans ces courts intervalles, que l'extrait ait le temps de puiser assez d'humidité pour s'altérer, avant que le flacon soit vide. Il faudra d'ailleurs choisir l'endroit le plus sec de l'officine pour le caser. (J'ai remarqué aussi que l'extrait entamé se conservait mieux quand on fermait le flacon avec un bouchon non garni de papier.)

Si on prend en considération la proposition que j'ai l'honneur de faire, de donner la préférence aux extraits secs, on ne verra plus les dissemblances qui s'observent tous les jours, quand plusieurs pharmaciens ont à exécuter la même ordonnance prescrivant, par exemple, des pilules avec un extrait. Si elle est exécutée par un pharmacien venant de préparer l'extrait en question, les pilules seront du poids voulu : si au contraire l'extrait est préparé depuis longtemps, et si c'est un de ceux qui attirent l'humidité, les pilules seront plus volumineuses, car l'extrait étant liquide ou trop mou pour être roulé, on est obligé d'y ajouter une quantité considérable de poudre inerte, pour lui redonner sa consistance, sans compter qu'en ne mettant que le poids juste, prescrit par l'ordonnance, le médicament n'aura pas la même valeur d'action.

De là cette différence de préparation, qui frappe le médecin et le malade.

Un autre avantage qu'ont les extraits secs sur les extraits mous, c'est qu'ils se prêtent plus facilement aux mélanges et aux dissolutions, parce qu'ils se réduisent facilement en poudre. S'il s'agit, par exemple, de préparer des pilules avec les extraits mous de chicorée, de rhubarbe, de séné et de jalap, croyez-vous que cette préparation sera aussi facile que si ces extraits étaient à l'état sec? Non sans doute. Car l'extrait de jalap est plus souvent dur que mou, celui de chicorée, presque toujours liquide, ceux de séné et de rhubarbe, fermes et élastiques, différence de consistance qui exige beaucoup de temps et de peine, pour arriver au point d'avoir une masse homogène; tandis qu'à l'état sec ces mêmes extraits, aisés à réduire en poudre, forment un mélange intime qu'on amène facilement à l'état pilulaire, au moyen de quelques gouttes d'eau ou de sirop.

Faut-il les dissoudre dans une potion, etc. En un instant un extrait sec est réduit en poudre, et dans cet état présentant toutes les faces au liquide il est bientôt dissous. Un extrait pilulaire au contraire s'attache avec force au pilon et au mortier, et ce n'est qu'à force de le détacher souvent avec une spatule et après l'avoir trituré longtemps, qu'on parvient à le dissoudre.

Je crois en avoir dit assez pour faire sentir les avantages que présenteraient les extraits en les établissant toujours à l'état sec. Égalité d'action, conservation et surveillance plus faciles, caractères plus tranchés; car, dans cet état, beaucoup ont une couleur distinctive, tels sont les principaux avantages qui doivent faire préférer les extraits secs aux extraits mous.

Qu'il me soit encore permis de présenter une dernière considération qui m'a toujours frappé. Tous les pharmaciens savent très-bien qu'il est fort difficile, pour ne pas dire impossible de faire des extraits pilulaires parfaitement identiques. En effet, les moyens à employer pour reconnaître l'état de cuisson d'un extrait pilulaire consistent, 1° à frapper le dos de la main avec une spatule chargée d'extrait encore chaud, jusqu'à ce qu'il ne s'attache pas à la peau ; 2° à mettre de l'extrait chaud sur un morceau de papier brouillard et de regarder le côté opposé pour voir si l'humidité l'a traversé. Or, la valeur du premier moyen est subordonnée à la température des saisons ainsi qu'à la sécheresse de la peau de l'opérateur, et doit nécessairement varier. Quant à valeur du second moyen, elle est également subordonnée à la température des saisons, de plus, à la qualité du papier employé, et doit aussi être sujette à des variations. Donc dans la préparation des extraits pilulaires, les produits ne peuvent pas être toujours les mêmes.

Il est très-facile au contraire d'obtenir des extraits à l'état sec toujours identiques; car pour arriver à ce résultat, il suffit que les extraits que l'on prépare étant refroidis puissent être pulvérisés, temps de l'opération toujours facile à saisir.

Je ne pense pas que les extraits que je présente, ayant tous été évaporés au bain marie, aient pu subir quelque altération. Et s'il en est quelques-uns qui soient altérés, il ne faudrait point attribuer cette modification au passage de l'état pilulaire à l'état sec, car elle avait déjà lieu longtemps avant que l'extrait eût atteint le degré pilulaire, comme je le fais remarquer dans la description des extraits mucoso-sucrés.

Au reste, ce que je propose n'est pas chose nouvelle. Plusieurs extraits sont employés à l'état sec, tels que l'extrait de quinquina, de ratanhia, de cachou, etc., etc. J'ai même remarqué que lorsque les médecins faisaient usage d'un nouvel extrait, ils le faisaient établir à l'état sec; exemple : la thridace, l'extrait de grenadier, de racine de cahinça, etc., etc.

Ces messieurs étaient sans doute guidés par les considérations que j'ai développées.

Si, ayant égard à ces considérations, on daigne reconnaître que les extraits secs, préparés par la méthode de déplacement et évaporés au bain-marie, ont acquis une amélioration notable, et ont un avantage bien marqué sur les extraits pilulaires préparés par les anciennes méthodes, ces médicaments cesseront d'être en défaveur, et messieurs les médecins, forts de leur propre conviction, leur donneront la préférence. Désormais bien préparés, ces médicaments rendront entre leurs mains les plus importants services à la thérapeutique.

Les extraits aqueux, à cause de leur grande solubilité, leur serviront pour une multitude de préparations, telles que tisanes extemporanées à froid, poudres composées, pastilles, pilules, potions, sirops, etc., etc.

Les extraits hydro-alcooliques conviendront mieux pour composer des pilules et des pastilles, parce qu'ils ne sont pas entièrement solubles dans l'eau. Si cependant on veut les employer en dissolution dans des potions, etc., etc., ils auront soin de prescrire d'agiter la fiole chaque fois qu'on s'en servira.

Observations sur plusieurs nouveaux extraits dont je propose l'adoption; et particularités qu'ont présentées dans leur préparation quelques-uns de ceux déjà employés.

EXTRAITS DÉJA EMPLOYÉS.

DE L'EXTRAIT DE FLEURS DE COQUELICOT.

Cette fleur, pour être traitée au filtre-presse, ne doit pas être préalablement pulvérisée. On doit se contenter d'humecter les fleurs entières, de les introduire dans le cylindre à déplacement dans lequel on verse de l'eau chaude qui, mieux que l'eau froide, dissout en entier le mucilage contenu dans les fleurs. Ainsi traitée, une livre de fleurs de coquelicot a donné quatre onces d'extrait sec entièrement soluble.

DE L'EXTRAIT DE FEUILLES DE SÉNÉ.

Deux livres de poudre grossière de feuilles de séné, préalablement humectées et traitées par l'eau froide, ont produit un soluté de couleur noire foncée, un peu jaunâtre, chauffé au bain-marie; ce soluté a laissé déposer une grande quantité d'albumine. Après avoir filtré, le soluté clair a été mis dans une capsule où il a été évaporé jusqu'à siccité, en ayant le soin d'agiter continuellement pour y incorporer une substance saline qui s'en était séparée au moment de sa concentration, et qui, à ce que je pense, n'est autre chose que du malate de chaux. Les deux livres de séné ont donné sept onces d'extrait sec de couleur noire luisante, et n'attirant pas l'humidité de l'air.

DE L'EXTRAIT AQUEUX DE CACHOU.

On ne peut employer la méthode de déplacement. 4 onces de cachou brut du commerce, réduit en poudre et trituré avec suffisante quantité d'eau, a été lavé dans un mouloir en étain jusqu'à ce que l'eau, passant au travers du papier, n'ait plus de goût. Ce soluté, clair, évaporé au bain-marie, a donné 2 onces 3 gros 36 grains d'un extrait sec, pulvérulent d'un brun rougeâtre et de saveur très-astringente. Il restait sur le filtre 1 once 4 gros 36 grains d'une substance insoluble dans l'eau froide, et dans laquelle on distinguait une grande quantité de sable et de débris végétaux.

DE L'EXTRAIT DE RACINE DE COLOMBO.

8 onces de cette racine grossièrement pulvérisée, humectée préalablement, et traitée par l'eau froide, ont été soumises au filtre-presse. L'opération réussit très-bien. Le soluté est d'un beau jaune verdâtre, et de saveur amère analogue à celle de la coloquinte. La chaleur en sépare une substance albumino-gélatineuse : pour l'en séparer, on laisse refroidir le soluté, sans quoi c'est avec peine qu'il passerait au travers du filtre. Quand le soluté est bien concentré et qu'il se forme une pellicule à sa surface, la lumière lui donne un reflet d'un beau vert d'émeraude. Cette quantité de racine a formé 1 once 2 gros d'extrait sec très-mucilagineux et très-amer. Mis dans la bouche, il reste quelques instans sans s'y dissoudre; mais à peine dissous, sa saveur amère se développe et persiste longtemps.

DE L'EXTRAIT DE SASSAFRAS.

2 livres de sassafras grossièrement pulvérisé, ont été fortement foulées dans le cylindre, et traitées par l'eau froide jusqu'à épuisement. Le soluté était de couleur orange, légèrement aromatique. Chauffé au bain-marie, il s'est formé à sa surface une pellicule gélatineuse gluante et douce au toucher, ayant une couleur approchant de celle du sous-carbonate de fer. Ce soluté, filtré au papier et évaporé au bain-marie, n'a fourni que 1 once et 1 gros d'extrait sec.

Je pense qu'il vaudra mieux traiter cette substance par l'alcool à 22°, ou bien incorporer dans l'extrait aqueux la quantité d'essence fournie par 2 livres de sassafras

DES EXTRAITS AQUEUX ET ALCOOLIQUES D'ALOÈS.

Pour préparer ces extraits on ne saurait employer le filtre-presse; 4 onces d'aloès succotrin du commerce ont été triturées dans un mortier avec suffisante quantité d'eau froide; après avoir laissé déposer, la solution aqueuse a été décantée, filtrée au papier; de nouvelles additions d'eau froide ont eu lieu de la même manière jusqu'à épuisement. Ces solutés, bien clairs, ont été évaporés à siccité, et ont fourni 2 onces 4 gros d'extrait en belles écailles, de couleur verdâtre, dont la poudre est d'un beau jaune tirant sur le vert. Entièrement soluble à froid. Le résidu a été traité par l'alcool à 34° jusqu'à épuisement; le soluté, évaporé jusqu'à siccité, a fourni 1 once 2 gros d'extrait; cet extrait est brillant, de couleur noire foncée, insoluble dans l'eau, se dissolvant en partie dans la bouche et ayant un goût amer. Il restait sur le filtre environ 2 gros de substance sablonneuse et de débris de végétaux.

DE L'EXTRAIT DE TÊTES DE PAVOTS.

1 livre de têtes de pavots privées de leurs graines et de leurs pédoncules, bien séchées à l'étuve, ont été grossièrement pulvérisées, ensuite humectées; la poudre a absorbé 7 livres d'eau, et s'est prodigieusement dilatée. Après 12 heures de macération, je l'ai placée dans un cylindre où je l'ai tassée fortement, et j'ai déplacé mes 7 livres d'eau. Le soluté chauffé a laissé précipiter beaucoup d'albumine mêlée sans doute à d'autres substances; car, séparé par le filtre, ce qui restait dessus était visqueux, gluant et élastique. Le soluté évaporé en consistance pilulaire a produit 2 onces 4 gros d'extrait entièrement soluble dans l'eau froide; son odeur est légèrement vireuse. Désséché, il s'est réduit à 1 once 7 gros.

DE L'EXTRAIT DE FLEUR D'ARNICA-MONTANA.

8 onces de cette fleur entière, humectée avec suffisante quantité d'eau froide introduite dans le cylindre à déplacement, a été lavée sans discontinuer jusqu'à ce que l'eau pas-

sât insipide et incolore. Le soluté était d'un beau jaune : chauffé, puis filtré au papier, et ensuite évaporé jusqu'à siccité, il a fourni 1 once 7 gros d'extrait de couleur jaune ocrée; sa saveur est piquante, brûlante, son odeur est celle de la fleur, mais beaucoup plus forte. Quand cet extrait est réduit en poudre, si on le respire, il provoque de violents éternuements. Ainsi tombe la supposition des pharmacologistes qui attribuaient cette action aux aigrettes soyeuses de cette fleur qui, disaient-ils, étaient attirées par l'inspiration, et venaient fortement irriter par leur aspérité la membrane pituitaire. Tout prouve au contraire qu'une substance fixe, soluble dans l'eau, existe dans cette fleur, et que c'est à son action qu'on doit attribuer la propriété sternutatoire de l'arnica.

L'action de cet extrait est très-grande, si on s'en rapporte à sa saveur, aussi faudra-il l'employer avec ménagement; et après de nouveaux essais, la médecine pourra retirer un grand parti de son action sur les membranes muqueuses.

DE L'EXTRAIT SEC D'IPÉCACUANHA.

16 onces d'ipécacuanha gris annelé, de premier choix, réduit en poudre grosse, ont été humectés avec quantité suffisante d'eau froide et ont macéré pendant douze heures; ensuite soumis au filtre-presse et lavés sans discontinuer jusqu'à épuisement. Cette opération a bien réussi. Le soluté est d'une couleur jaune, d'une saveur amère, analogue à celle d'une forte infusion de houblon. L'alcool pur versé dans ce soluté ne l'a pas troublé sensiblement. Essayé par l'iode, il n'a présenté aucune trace d'amidon. Chauffé au bain-marie, il a fini par se troubler beaucoup; on voyait nager à sa surface une substance floconneuse blanchâtre; dans cet état, je l'ai retiré du bain-marie, laissé refroidir, et filtré au papier. La partie restée sur le filtre a été desséchée et recueillie; elle avait pris

beaucoup de retrait, sa cassure est nette et lisse, sa couleur est noire, ce qu'il faut attribuer à une partie de l'extrait qu'elle retient. J'ai tout lieu de croire que c'est de l'albumine végétale; sa quantité m'avait frappé d'autant plus qu'il n'en est nullement question dans l'analyse qu'a donnée M. Pelletier de l'ipécacuanha. Voilà pourquoi j'ai cru devoir en parler. La marche suivie par ce savant chimiste étant d'abord de traiter par l'éther et ensuite par l'alcool bouillant, ces deux menstrues, coagulant l'albumine, l'auront alors empêché d'en reconnaître la nature.

Cette quantité d'ipécacuanha (16 onces) a produit 2 onces 3 gros 36 grains d'extrait sec, d'un jaune brun, et entièrement soluble dans l'eau : cet extrait ne doit être composé que d'émétine, d'un peu de gomme et d'acide gallique (seules substances solubles dans l'eau, que contienne l'ipécacuanha) 4 grains de cet extrait représentent à peu près 24 grains de la substance en poudre.

DES EXTRAITS DE BOIS ET D'ÉCORCE DE BUIS.

Quinze livres de râpures fines de buis ont été placées dans un grand cylindre et fortement tassés ; je les ai lavées sans discontinuer avec de l'eau froide, jusqu'à ce que celle-ci passât insipide. Le soluté était d'une légère couleur jaune; chauffé, il s'est troublé et a laissé précipiter une grande quantité d'albumine ; filtré après avoir été refroidi, il a été évaporé au bain-marie. Pendant l'évaporation, il répandait une odeur désagréable analogue à celle qu'on respire dans un poulallier. Quand il est rapproché, la pellicule qui se forme à la surface a un reflet verdâtre. Cette quantité de râpures de buis n'a produit que 5 onces 5 gros d'extrait sec, couleur marron, un peu jaune, d'une saveur amère, particulière au buis, d'un grain serré et très-cassant. Ainsi ce n'est que 3 gros par livre de substance.

Deux livres d'écorce de buis pulvérisée grossièrement et

traitée jusqu'à épuisement, m'ont fourni 2 onces 2 gros d'extrait sec, qui diffère du précédent par sa saveur plus amère, et sa couleur plus foncée, ainsi que par la quantité obtenue, qui est deux fois plus considérable.

DE L'EXTRAIT DE SALSEPAREILLE.

Les souches mondées de leurs tiges et les racines de salsepareille ont été traitées séparément, et ont fourni l'une et l'autre une égale quantité d'extrait sec. Chaque livre produit environ 2 onces. Pour que l'opération avec les racines réussisse bien, il faut préalablement les réduire en poudre très-grosse, l'humecter pour en dilater le tissu, et l'introduire dans le cylindre sans trop tasser. On déplace jusqu'à épuisement. Le soluté est rougeâtre très-foncé, et mousse beaucoup quand on l'agite, ce qui est dû à la smilacrine, qui jouit de cette propriété, et non à la gomme, quoiqu'elle en contienne. Le soluté clair a été évaporé au bain-marie jusqu'à siccité. Cet extrait se dessèche très-bien, et se conserve sans trop attirer l'humidité. Il est aujourd'hui d'un grand usage; on le mêle à de la gomme ou à du sucre de lait pour préparer des poudres, avec lesquelles on prépare à froid des tisanes pour le traitement des maladies vénériennes.

DE L'EXTRAIT DE SQUINE.

Deux livres de squine grossièrement pulvérisée, humectée avec quantité suffisante d'eau froide, et mise en macération pendant douze heures, placée ensuite dans le cylindre, et lavée jusqu'à épuisement, ont fourni un soluté d'une teinte roussâtre, d'une saveur aigrelette; il rougit faiblement le sirop de violettes. Versé sur du cuivre jaune oxidé, il le nettoie comme si on s'était servi d'une solution d'acide oxalique. Je suis porté à croire qu'il existe dans cette racine un acide libre, qu'il sera essentiel de déterminer. Cette saveur acide devient plus sensible, à mesure que la concentration a lieu, elle est aussi très-caractérisée dans l'extrait sec. Vers la fin de la dégustation, on sent même une odeur de goudron. Par la chaleur, il s'en sépare une grande quantité d'albumine, qui nage dans le liquide et se précipite en partie. Dans cet état, ayant versé le soluté dans un autre vase, pour le faire refroidir avant de le filtrer, j'ai été bien surpris de trouver au fond de la capsule, de petits corps isolés offrant la forme d'un godet, adhérant au fond du vase, et paraissant de nature albumineuse. J'ai pu les détacher un à un, et les ai fait sécher entre deux papiers. Ils ont éprouvé du retrait, ont noirci un peu, mais ont conservé leur forme. Comme dans le grand nombre d'expériences que j'ai faites sur les extraits, rien de semblable ne s'était présenté, j'ai cru bien faire en notant cette particularité.

Les deux livres de sequine ont produit, 2 onces 1 gros d'extrait sec, d'une couleur fauve, d'une saveur amère et aigrelette, d'un arrière-goût de pain brûlé; cet extrait est léger et se déche très-bien de dessus la capsule.

DE L'EXTRAIT DE GENTIANE.

Deux livres de racine de gentiane séchée à l'étuve, pulvérisée et passée au travers d'un gros tamis de fer, ont été humectées avec quantité suffisante d'eau froide; la poudre s'est gonflée considérablement; après douze heures de macération, elle a été introduite dans le cylindre. Il faut l'éparpiller avec les doigts, au moment où on la laisse tomber dans le cylindre. On ne doit pas la tasser : après en avoir aplani la surface, on met le disque supérieur, et on la lave sans discontinuer jusqu'à épuisement. Pour arriver à ce but, il a fallu une grande quantité d'eau, environ six parties pour une. Les solutés réunis et chauffés se sont troublés beaucoup; il faut, aussitôt que cela a lieu, les retirer du feu, les laisser refroidir, si on veut les filtrer au papier ; car, plus concentrés, ils ne passent qu'avec beaucoup de difficulté.

Si je me suis un peu étendu sur la préparation de cet extrait, c'est que j'ai appris que plusieurs de mes confrères, qui avaient essayé de traiter cette racine au filtre-presse, avaient prétendu que cette opération ne pouvait réussir. Je puis affirmer qu'en agissant comme je viens de le dire, l'opération au contraire se fait très-bien.

Cette quantité a fourni 7 onces 2 gros d'extrait sec.

DE L'EXTRAIT DE FUMETERRE.

Deux livres de fumeterre traité convenablement, par la méthode de déplacement, ont produit un soluté noirâtre, très-chargé, très-amer, qui, chauffé, a laissé précipiter beaucoup d'albumine. Refroidi et filtré au papier, il a ensuite été évaporé jusqu'à siccité. A mesure que la concentration avait lieu, il se déposait une grande quantité d'une substance granulée, d'une saveur salée, fraîche. Comme cette plante contient beaucoup de malate de chaux, je pense que c'est ce sel qui se précipite, à mesure que la quantité d'eau nécessaire pour le tenir en dissolution s'est évaporée. J'ai cru qu'il ne fallait pas le séparer de l'extrait, aussi ai-je agité jusqu'à la fin l'extrait, pour le rendre homogène. Cette quantité de fumeterre (2 livres) a fourni 8 onces d'extrait sec, d'une couleur brune rougeâtre, la couleur de la poudre se rapproche de celle du sous-carbonate de fer.

DE L'EXTRAIT HYDRO-ALCOOLIQUE D'ELLÉBORE NOIR.

C'est par l'alcool à 22°, qu'une livre de cette racine réduite en poudre grossière, a été traitée par la méthode de déplacement. Le soluté était très-foncé en couleur. Après avoir épuisé la racine, j'ai mis le soluté dans l'alambic pour en retirer la majeure partie de l'alcool employé. Ce qui restait dans l'alambic présentait, outre la partie liquide, un dépôt très-considérable, abandonné par l'alcool. Cette substance de nature résineuse, agglomérée et tenace, avait une couleur vive de sous-carbonate de fer hydraté. Ce dépôt, et la partie du liquide qui surnageait, ont été recueillis avec soin, et placés dans une capsule. Il a fallu surveiller l'opération, afin de saisir le moment convenable pour incorporer à l'extrait aqueux cette substance, en l'agitant sans discontinuer, pour que la masse soit homogène. J'ai obtenu ainsi 5 onces d'extrait sec, cassant, d'une couleur foncée d'acajou, soluble en partie dans l'eau, et en totalité dans la salive, qu'il colore en jaune orangé. Il fait éprouver sur la langue une espèce de fourmillement analogue à celui produit par la racine de pyrètre quand on la mâche, mais beaucoup plus faible.

DE L'EXTRAIT DE GAYAC.

Trois livres de râpures de gayac ont été placées dans un cylindre et fortement tassées, ensuite lavées à l'eau froide sans discontiner, en ne laissant couler le soluté que lentement pour prolonger le contact de l'eau avec la substance. (C'est ici le cas où je dois faire remarquer que, lorsqu'on a à traiter la poudre d'un bois dur par le filtre-presse, il faut la mettre sans l'humecter dans le cylindre, et la fouler fortement; le liquide qu'on ajoute, en la pénétrant dilate légèrement la poudre, et la masse, en se serrant davantage, retient plus longtemps le liquide; au contraire, toutes les fois qu'on a à traiter des substances qui se dilatent beaucoup, il est indispensable de les humecter préalablement, sans cela la dilatation se faisant dans le cylindre, la masse étant trop comprimée, le liquide ne pourrait la traverser.) Le soluté chauffé, s'est légèrement troublé. Après le refroidissement je l'ai filtré au papier, et ensuite évaporé jusqu'à siccité. Les trois livres n'ont produit que 5 gros d'extrait, ayant une odeur agréable de vanille, grumeleux, friable, sans consistance, d'un aspect résineux, ne se dissolvant que dans une grande quantité d'eau. Sa saveur est peu prononcée, légèrement piquante; sa poudre, quand on la respire irrite, la membrane muqueuse. Il attire très-peu l'humidité de l'air.

DE L'EXTRAIT DE ROSES DE PROVINS.

Deux livres de fleurs choisies, séchées et pulvérisées convenablement, humectées et mises en macération pendant douze heures, placées ensuite dans le cylindre et lavées sans discontinuer jusqu'à épuisement, ont produit un soluté d'un beau rouge. Malheureusement cette belle couleur s'altère par l'évaporation, et brunit à mesure que l'extrait se dessèche. Lorsqu'il est à l'état pilulaire, sa couleur primitive est assez bien conservée; cet extrait contient une grande quantité de mucilage, beaucoup de tannin, et de l'acide gallique. Il est très-difficile à sécher, et attire promptement l'humidité de l'air. Sec, il conserve encore l'odeur de la rose. Sa saveur est styptique, sa couleur est brune foncée. Cet extrait doit être un bon astringent, dont l'action doit être mitigée par le mucilage abondant qu'il contient.

DES EXTRAITS AQUEUX ET RÉSINEUX DE JALAP.

C'est bien dans le traitement de cette racine que la méthode de déplacement s'applique avec tous ses avantages. On va en juger. Deux livres de jalap en poudre grossière ont été humectées avec suffisante quantité d'eau, et contusées légèrement dans un mortier, pour que la poudre fût pénétrée parfaitement du liquide. Après douze heures de macération, la poudre a été introduite dans le cylindre à robinet, en l'éparpillant avec les doigts à mesure qu'elle tombait. On applanit bien la surface et on place dessus le disque percé de trous, de manière qu'il s'y appuie sur toutes ses parties. Le robinet étant fermé, on ajoute de l'eau jusqu'à ce qu'il n'y ait plus de dégagement d'air, après quoi on déplace, sans discontinuer jusqu'à épuisement, en ne laissant couler le soluté qu'à petit filet. Ce soluté chauffé au bain-marie se trouble, et après avoir filtré, on l'évapore jusqu'à siccité.

Les deux livres de jalap ont donné 8 onces 7 gros d'extrait sec.

On traite ensuite le marc par de l'alcool à 36°; pour cela on saisit le moment où le disque n'est plus couvert par l'eau; l'alcool déplace celle que retenait la poudre; on surveille le liquide à mesure qu'il coule par le robinet: aussitôt qu'on voit le soluté aqueux devenir trouble, on change le récipient; c'est le moment où la solution alcoolique passe à son tour. On lave ainsi la poudre jusqu'à ce qu'on ait employé environ 8 livres d'alcool, qu'on déplace ensuite à son tour par l'eau. Ce soluté alcoolique est soumis à la distillation pour recueillir la presque totalité de l'alcool. Le résidu est de la résine mêlée à un peu de soluté aqueux; on le recueille avec soin, on le malaxe dans de l'eau tiède, jusqu'à ce que l'eau ait enlevé tout l'extrait aqueux; alors on le replace dans une capsule et on le dessèche entièrement en agitant sans cesse avec une spatule.

Le poids de résine obtenue fut de 3 onces 3 gros, d'un beau noir vitreux. — (C'est de cette manière qu'on traite le quinquina.)

DES EXTRAITS AQUEUX ET HYDRO-ALCOOLIQUES DE SAFRAN.

6 gros de safran coupé menu ont été traités par la méthode de déplacement par l'eau à 40° jusqu'à épuisement complet. Le résidu était presque incolore. Le soluté ne s'étant pas troublé par a chaleur, je l'ai évaporé sans le filtrer jusqu'à siccité. J'ai obtenu 3 gros 36 grains d'extrait en belles écailles d'un rouge vif, conservant bien l'odeur du safran et se dissolvant bien à froid.

6 gros de safran, traités par l'acool à 22°, de la même ma-

nière que précédemment, ont produit 3 gros d'extrait sec très-odorant, en belles écailles d'un rouge plus vif que l'extrait aqueux, translucides, brillantes. Il se dissout très-bien dans l'eau ; et je crois qu'il est à peu près inutile de traiter le safran par l'alcool pour faire l'extrait ; car l'eau se charge aussi bien des principes actifs, et de plus, dissout un peu de mucilage.

Nouveaux extraits dont je propose l'adoption.

DE L'EXTRAIT D'ÉCORCE DE TIGES DE LAITUE TRAITÉES PAR L'ALCOOL.

Vous savez, messieurs, que c'est dans la partie corticale de cette plante que réside le suc laiteux dont M. le docteur François voulait qu'on fît l'extraction par incision sur la plante verte et sur pied, et qui desséché à l'étuve sur des assiettes, reçut le nom de *tridace*, et mieux *lactucarium*. Ce moyen, qui exigeait beaucoup de temps, fournissait trop peu de ce médicament pour en permettre l'usage dans la médecine.

Désirant préparer un extrait de laitue qui se rapprochât autant que possible de ce *lactucarium*, j'ai opéré de la manière suivante.

J'ai enlevé avec soin les écorces de 4 livres de tiges de laitues vertes. Après les avoir hachées, je les ai pilées fortement et exprimées au travers d'un linge. J'ai répété deux fois la même chose sans ajouter de l'eau. J'avais obtenu 2 livres 8 onces d'écorces qui ont produit 15 onces d'un suc fortement chargé, vert foncé, émulsif très-amer. J'ai versé sur le marc 8 onces d'alcool à 22°; je l'ai placé dans le cylindre, et déplacé l'alcool par l'eau jusqu'à ce que le liquide qui coulait n'eût plus de saveur amère. Ce soluté a été réuni aux 15 onces de suc déjà obtenu et mis au bain-marie.

L'albumine qui s'est coagulée a été séparée au moyen du filtre, et ensuite évaporée à siccité; j'ai obtenu 1 once 2 gros 36 grains d'extrait sec; couleur chocolat clair, soluble en grande partie dans l'eau, d'une amertume très-prononcée qui est celle de la laitue.

C'est, je crois, ainsi qu'on devrait traiter les tiges de laitues, car en faisant le suc avec toute la plante et sans alcool, il est certain que lorsqu'on chauffe le suc pour en séparer la chlorophille, celle-ci enveloppe et entraîne avec elle la matière résineuse ou huileuse qui forme le lait de la laitue et qui reste sur le filtre (1). Tandis que l'alcool qui la tient en dissolution passe avec les autres principes solubles au travers du filtre, et l'abandonne à l'extrait en l'évaporant. Ce qui le prouve, c'est que, vers la fin de l'évaporation, quand l'alcool a été volatilisé, le suc, de clair qu'il était, devient un peu trouble.

Les cœurs des tiges des laitues que j'avais privées de leurs écorces, pilées et exprimées deux fois sans eau, ont produit 1 livre de suc d'un vert tendre, non émulsif et sans amertume. On sait que cette partie de la plante est très-aqueuse, qu'elle a une saveur fraîche sucrée, qu'un grand nombre de personnes aiment à manger crue, etc. Ce suc, chauffé pour en séparer un peu de chlorophille, fut filtré et évaporé jusqu'à siccité. Il a donné 1 once 1 gros 24 grains d'extrait, de couleur plus claire que le précédent, soluble en totalité dans l'eau froide, et d'une saveur saline, fraîche et sucrée, mais sans amertume.

12 livres de tiges de laitues entières, privées de leurs feuilles, hachées, pilées et exprimées deux fois sans eau, ont produit 8 livres de suc; le résidu, pilé avec quantité suffisante d'eau, a été introduit dans le cylindre et foulé fortement. Il a été lavé ensuite sans discontinuer jusqu'à ce

(1) On sait que les sucs laiteux des plantes sont dus à la présence des résines ou d'une huile tenue en suspension dans l'eau par le moyen du mucilage qu'elles contiennent.

que le soluté n'eût plus d'amertume. Chauffé au bain-marie, filtré et évaporé, il a donné 7 onces 6 gros 36 grains d'extrait sec beaucoup plus foncé que les précédents. Entièrement soluble à froid, et moins amer que le premier, traité par l'alcool.

C'est ainsi qu'on prescrit de faire la thridace qu'on trouve dans les officines ; j'espère que celle que j'ai préparée avec les écorces sera supérieure et méritera la préférence.

DE L'EXTRAIT DE TURIONS D'ASPERGES.

En faisant cette année ma provision de sirops d'asperges, j'ai voulu m'assurer s'il était essentiel de n'employer que les pointes pour faire le suc, et si la partie blanche et dure était d'aussi peu de valeur pour qu'on dût la rejeter. Pour cela, je coupai en deux parties l'asperge ; avec les sommités, je fis un suc qui, chauffé pour en séparer l'albumine et la clorophille, puis filtré et évaporé au bain-marie, aproduit, pour 5 livres de suc, 2 onces 7 gros d'extrait sec.

6 livres de suc obtenu des résidus, également dépurés et évaporés, m'ont donné 3 onces 7 gros 36 grains d'extrait sec. En considérant l'extrait fourni par 1 livre du suc des pointes, et l'extrait fourni par 1 livre du suc des queues, je trouve que l'extrait fourni par le suc des queues l'emporte de 48 grains en poids sur le suc fourni par les pointes. Il est donc plus avantageux de préparer le suc dont on doit se servir pour faire le sirop avec tout le turion, qu'avec la pointe seulement.

Au reste, l'un et l'autre sont identiques ; leur saveur est saline et sucrée, leur odeur approche de celle qui se dégage d'un ragoût de viandes étuvées. Nul doute que cette plante soit fortement animalisée et doive produire de l'azote et de l'ammoniaque en se putréfiant. De couleur chocolat, ils se dissolvent entièrement à froid dans l'eau ; mais la colorent fortement en jaune.

C'est ici le cas de faire remarquer la forte coloration que prennent les extraits des sucs de laitues, d'asperges, ainsi que celui de chiendent; coloration telle, que, si je ne les avais évaporés depuis le commencement jusqu'à la fin au bain-marie, j'aurais craint qu'ils ne fussent brûlés. Sans doute la température du bain-marie est encore trop élevée pour la délicatesse des principes de ces extraits, et qu'ils éprouvent un commencement de carbonisation. Cette forte coloration a déjà lieu lorsque le soluté commence à épaissir; je pense que pour éviter cet inconvénient, il faudrait les terminer dans une étuve chauffée à 40 ou 50°.

Plusieurs médecins ont donné la préférence à un sirop d'asperges préparé par M. Jonhson, pharmacien. Comme la recette n'a pas été publiée, je suis porté à croire qu'il le fait avec le suc auquel il ajoute une certaine quantité d'extrait; car il est très-foncé en couleur, tellement qu'on le croirait préparé avec de la mélasse.

L'extrait d'asperges, attirant fortement l'humidité de l'air, doit être établi à l'état sec; car, à l'état pillulaire, il se décuit promptement, fermente et se putréfie. Je pense que cet extrait pourra trouver un emploi avantageux dans la thérapeutique, comme la thridace: MM. les médecins verront qu'il peut être très-utile dans les cas où ils emploient le sirop d'asperges. Par le moyen de cet extrait, ils pourront en augmenter les propriétés calmantes et diurétiques selon le besoin.

DE L'EXTRAIT HYDRO-ALCOOLIQUE DE POIVRE-CUBÈBES.

2 livres de poivre-cubèbes, réduites en poudre moyenne, ont été traitées par la méthode de déplacement, par 8 livres d'alcool à 24°, puis avec suffisante quantité d'eau jusqu'à épuisement; quoique la poudre soit très-huileuse l'opération marche très-bien; le soluté alcoolique était très-foncé et très-odorant. Soumis ensuite à la distillation pour en retirer la

majeure partie de l'alcool employé, cet alcool est passé très-odorant, et a entraîné avec lui une certaine quantité d'huile volatile dont une petite partie nageait à la surface, présentant une couleur citrine pâle. Le résidu du bain-marie a été évaporé à siccité, et a fourni un extrait noir, huileux, d'une forte odeur de cubèbes, d'une saveur brûlante, et de consistance molle. J'ai cru ne pas devoir trop dessécher cet extrait, crainte de lui enlever la grande partie de l'huile volatile qu'il contient, et dans laquelle réside sans doute une partie de ses propriétés.

Comme on emploie assez fréquemment la poudre de cette substance dans le traitement des gonorrhées, et qu'il doit être très-désagréable pour le malade, d'en prendre dans cet état des quantités assez considérables, j'ai pensé qu'en faisant cet extrait, l'administration en serait plus facile.

La quantité ci-dessus de poivre de cubèbes a produit 5 onces d'extrait en écailles qui se collent entre elles; mais qu'il est facile de détacher.

DE L'EXTRAIT HYDRO-ALCOOLIQUE DE SEIGLE ERGOTÉ.

Plusieurs médecins m'ayant témoigné le désir de savoir s'il ne serait pas possible de préparer un extrait de seigle ergoté qui possédât toutes les propriétés de cette substance, j'ai procédé à cet essai en le traitant par l'alcool à 24°. Voici la manière dont j'ai opéré, et les observations que j'ai faites pendant l'opération. J'ai pris une livre de seigle ergoté, je l'ai réduite en poudre demi-fine, et introduit ensuite dans le cylindre sans la tasser. Le robinet fermé, j'ai humecté peu à peu la poudre, jusqu'à ce que l'hydro-alcool ait recouvert le disque supérieur. J'ai laissé en macération pendant quelque temps; j'ai ensuite déplacé en ajoutant de nouvel alcool, en rejetant sur le filtre les premières portions qui passaient troubles. Quand le soluté a été très-clair, j'ai déplacé sans discontinuer, en ayant soin de ne laisser tomber le soluté qu'à petit filet. Les dernières portions d'alcool retenues par la substance ont été déplacées par l'eau. Ce soluté était d'une belle couleur rouge violet. Mis dans une bouteille de verre blanc, et regardé en faec de la lumière, il ressemble par sa couleur à du vin de Malaga. Si on l'agite, l'écume qui se forme à sa surface, a une teinte gris rosé. Son odeur se rapproche de celle du ferment de bière. Soumis à la distillation au bain-marie, l'alcool retiré a pris une odeur fétide, fade, ammoniacale, analogue à celle que répandent des matières animales en putréfaction, ou à celle de la vulvaire lorsqu'on l'écrase sous les doigts. Le résidu a été recueilli, placé dans une capsule, et évaporé jusqu'à siccité; lorsque l'alcool est tout volatilisé, il se précipite une matière résineuse, qui colle après les parois du vase; il faut alors agiter sans discontinuer l'extrait, pour bien l'incorporer à la matière extractive fournie par l'eau. Durant toute l'évaporation, l'odeur fétide dont j'ai parlé, n'a pas cessé de se faire sentir; l'extrait lui-même, quoique à l'état sec, en répand beaucoup.

La quantité de seigle ergoté, ci-dessus, a fourni 2 onces d'extrait, d'un brun rougeâtre ; pour l'employer, il faudra le dissoudre dans une potion composée de préférence avec des eaux aromatiques pour en masquer le mauvais goût, en ayant soin d'agiter le mélange, pour que la partie non soluble se trouve également divisée dans la totalité de la potion. On peut aussi employer le vin, ou une autre liqueur aromatisée, pour en faciliter l'administration. Déjà plusieurs médecins en ont fait l'essai, et pensent qu'il possède les propriétés de la substance; néanmoins de nouvelles expériences sont nécessaires pour en constater les effets : 1 grain d'extrait égale 8 grains de poudre.

DE L'EXTRAIT SEC HYDRO-ALCOOLIQUE ÉTHÉRÉ DE RACINES DE FOUGÈRE MALE.

Pour préparer ce nouvel extrait auquel je désirais conserver toutes les propriétés vermifuges de la racine, j'ai opéré de la manière suivante; et c'est surtout ici que la méthode de déplacement s'est présentée avec tous ses avantages:

Sur 4 onces de poudre demi-fine de racines de fougère mâle, placée et tassée légèrement dans un petit cylindre à robinet, j'ai versé peu à peu suffisante quantité d'éther sulfurique, jusqu'à ce que la poudre ait été bien pénétrée et qu'il la surnageât de quelques lignes. J'ai bouché hermétiquement les deux extrémités du cylindre, et laissé en macération pendant quelques heures. Après ce temps, l'éther a été déplacé par l'alcool à 36°. Ce soluté éthéré était verdâtre; introduit dans une cornue tubulée, munie d'un tube recourbé plongeant dans un récipient entouré d'eau froide, j'ai distillé à la chaleur du bain-marie. L'éther s'est volatilisé en totalité, et n'a entraîné avec lui aucune odeur particulière. Il resta dans la cornue, une huile d'un jaune très-foncé, transparente, épaisse, âcre au goût, nullement volatile; car pour m'en assurer, j'ai laissé la cornue exposée à la chaleur du bain-marie pendant plus d'une heure, après que l'éther fut volatilisé.

Pendant ce temps, j'ai versé sans discontinuer sur le marc de l'alcool, pour déplacer celui qui avait remplacé l'éther. Quand j'ai vu qu'il coulait faiblement coloré; je l'ai à son tour déplacé par de l'eau. Ce soluté alcoolique était d'un beau rouge violet, sa saveur était astringente, un peu amère; j'ai versé ce deuxième soluté sur l'huile de la cornue, et après avoir changé le récipient, j'ai distillé également pour retirer les 3/4 de l'alcool employé. Ce qui restait dans la cornue a été versé dans une capsule et placé au bain-marie; et après avoir ajouté le soluté aqueux obtenu en dernier résultat, j'ai évaporé jusqu'à siccité, en agitant sans discontinuer avec une spatule pour rendre la masse homogène. Cet extrait contient donc l'huile, la résine, et l'extrait aqueux de la fougère mâle, et doit jouir de toutes les propriétés de la poudre de cette substance, mais à un plus haut degré.

Je puis assurer que pendant la dessiccation, aucune odeur particulière ne s'est dégagée; la couleur de cet extrait est d'un violet foncé, sa saveur est astringente et âcre, avec un arrière-goût d'huile rance. Quoique sec, sa consistance est faible et grasse au toucher, ce qui est dû à l'huile qu'il contient.

Les 4 onces de racines ont fourni : 1 once 2 gros 12 grains. Il n'attire pas l'humidité de l'air, et n'adhère pas.

Il est certain que la décoction de cette racine ne pouvait réussir comme anthelmentique, par la raison que c'est en grande partie dans l'huile et la résine, que résident ses propriétés. Or, il fallait avoir recours à une grande quantité de poudre, que le malade ne pouvait prendre qu'avec difficulté. Donc l'extrait ainsi préparé aura un grand avantage, puisqu'on n'aura besoin que d'employer le quart de la quantité nécessaire en poudre.

Nota. Nous aurions pu facilement donner une plus grande étendue à ce mémoire, décrire plus longuement les modifications que nous avons apportées dans la préparation des extraits, insister plus que nous ne l'avons fait sur les propositions quantitatives des divers principes qui entrent dans leur composition, sur les moyens les plus propres à en assurer la conservation, sur la description enfin de l'appareil que nous avons employé; mais nous avons voulu seulement, dans ce court opuscule, donner une idée générale des travaux dont nous nous occupons depuis bientôt un an. Nous avons voulu aussi prendre date et répondre en même temps aux instances des médecins qui ont eu connaissance de nos premiers essais, pour qu'ils les jugent eux-mêmes dans leur application à la

TABLEAU GÉNÉRAL

Des extraits pharmaceutiques obtenus par la méthode de déplacement et l'évaporation au bain-marie,

Au moyen d'un appareil présenté à la Société de Pharmacie par M. Dausse (Amans), pharmacien, rue de Lancry, n. 10, indiquant l'état des plantes mises en expériences, les quantités qui ont été traitées, la qualité des menstrues, la quantité d'extrait mou et la quantité d'extrait sec obtenus, la différence de l'extrait mou à l'extrait sec, le rapport de l'extrait sec à la plante; enfin les caractères physiques de chaque extrait sec.

1° EXTRAIT DU SUC DES PLANTES VERTES.

Numéros d'ordre	Quantité des substances traitées	Noms des substances traitées	Menstrues employés	Quantité d'extrait mou obtenu	Quantité d'extrait sec obtenu	Différence approximative de l'extrait sec au mou	Rapport de l'extrait sec à la substance	Couleur des extraits secs	Observations
	» »	Asperges (turions).	Suc.	» » »	9 6 30	»	6 gros 68 gr. par livre de suc.	Terre de Sienne brûlée.	A le goût et l'odeur d'un extrait de viande rôtie.
	15 6	Ciguë (feuilles vertes).	Suc.	5 » »	» 4 24	1/5e	3 gr. par gros de ciguë verte.	Fauve.	
	» »	Laitues (tiges de).	Suc.	» » »	7 6 36	»	24 grains par once de tiges fraîches.	Chocolat.	Tridace ordinaire.
	8 »	Laitues (écorces de).	Suc et alcool.	» » »	1 5 36	»	19 grains par once d'écorce fraîche.	Chocolat clair.	Tridace que je propose à essayer.

2° EXTRAITS AQUEUX.

Numéros d'ordre	Quantité des substances traitées	Noms des substances traitées	Menstrues employés	Quantité d'extrait mou obtenu	Quantité d'extrait sec obtenu	Différence approximative de l'extrait sec au mou	Rapport de l'extrait sec à la substance	Couleur des extraits secs	Observations
	» »	Absinthe (sommités).	Eau froide.	2 5 »	2 3 »	1/12e	10 grains 1/4 par gros.	Bistre.	Amertume très-grande.
	» »	Armoise, idem.	Idem.	» » »	2 5 »	»	12 grains 3/4 par gros.	Bistre rougeâtre.	Légèrement amer.
	» »	Anémone pulsatille, idem.	Id.	3 6 »	3 4 »	1/14e	13 à 14 grains par gros.	Jaune fauve clair.	
	4 »	Aloès succotrin (suc épaissi).	Id.	» » »	2 4 »	»	13 grains par gros.	Vert foncé.	
	3 »	Arnica (fleurs entières).	Id.	2 2 »	1 7 »	1/8e	1 grain par 4 grains 1/2.	Fauve foncé.	La poudre de cet extrait, employée, fait éternuer violemment.
	» »	Aunée (racines de).	Id.	8 3 36	7 » 24	1/8e	15 à 16 grains par gros.	Ocre de rue.	
	» »	Buis (bois râpé).	Id.	» » »	5 5 »	»	15 grains par once.	Fauve foncé.	
	» »	Buis (écorce de).	Id.	» » »	2 2 »	»	40 grains 1/2 par once.	Bistre rougeâtre.	
	» »	Belladone (feuilles).	Id.	3 1 36	2 3 18	1/4e	1 grain par 5 grains 1/2.	Brun rougeâtre.	
	» »	Bistorte (racine).	Id.	» » »	2 3 »	»	10 à 11 grains par gros.	Bistre rougeâtre.	
	» »	Bardane (racine).	Id.	10 7 36	10 1 »	1/14e	2 gros 38 grains par once.	Ocre jaune pâle.	
	» »	Bourrache (feuilles).	Id.	» » »	2 5 24	»	1 gros 24 gr. par once.	Brun foncé.	Projeté sur les charbons, il répand [illegible]
	4 »	Ciguë (feuilles sèches).	Id.	» 8 36	» 8 »	1/14e	1 grain par 4 grains.	Laque jaune.	
	» »	Camomille (fleurs de).	Id.	3 3 »	3 » »	1/9e	14 à 15 grains par gros.	Chocolat.	
	» »	Chiendent (racines).	Id.	27 » »	23 » »	»	3 gros 9 grains par once.	Chocolat clair.	[illegible] saveur de petit-lait sucré.
	14 4	Cainca (racines).	Id.	» » »	2 1 36	»	23 grains par gros.	Noir grisâtre.	Saveur et odeur particulières à la racine.
	3 »	Chicorée (feuilles).	Id.	» » »	4 7 »	»	2 gros 21 grains par once.	Brun rouge.	
	12 »	Centaurée minor (sommités).	Id.	2 4 »	2 1 »	1/7e	12 grains 3/4 par gros.	Brun rouge vif.	
	» »	Coquelicot (fleurs).	Eau chaude.	4 3 »	4 » »	1/8e	18 grains par gros.	Noir violâtre.	
	4 »	Cachou brut.	Eau froide.	» » »	2 3 36	»	44 à 45 grains par once.	Rougeâtre foncé.	
	3 »	Chardon bénit (feuilles).	Id.	2 4 »	1 5 24	1/5e	15 grains par gros.	Brun tirant sur le noyer foncé.	Ne peut se faire au bain-marie.
	8 »	Colombo (racine de).	Id.	» » »	1 2 »	»	11 à 12 grains par gros.	Marron jaunâtre.	
	» »	Digitale (feuilles).	Id.	4 5 36	4 2 70	1/14e	1 grain par 3 grains 1/2.	Fauve foncé.	
	» »	Fumeterre (feuilles).	Id.	8 5 36	8 » »	3/14e	2 gros par once.	Fauve rougeâtre.	
	12 »	Fiel de bœuf.	»	3 1 »	2 7 36	1/14e	67 à 68 grains par once.	Jaune verdâtre.	Odeur musquée.
	» »	Gayac (bois râpé).	Id.	» » »	» 5 »	»	7 grains 1/2 par once.	Marron jaunâtre.	
	» »	Gentiane (racine de).	Id.	8 3 »	7 2 »	1/7e	16 à 17 grains par gros.	Marron clair.	
	15 »	Galle (noix de).	Id.	» » »	21 » »	»	35 à 36 grains par gros.	Grisâtre.	
	» »	Grenadier (écorce du fruit de).	Id.	7 » »	6 » »	1/7e	33 grains 1/2 par gros.	Noir verdâtre.	
	» »	Genièvre (baies de).	Id.	16 » »	14 » »	1/8e	1 gros 53 grains par once.	Ailes de hanneton.	
	» »	Houblon (fleurs de).	Id.	» » »	4 4 36	»	7 grains 1/2 par gros.	Marron rougeâtre.	Par décoction une livre fournit deux onces d'extrait sec.
	15 4	Ipécacuanha choisi.	Id.	2 5 »	2 3 36	»	1 grain par 6 grains environ.	Fauve jaunâtre.	Nouveau à essayer.
	4 »	Jusquiame (feuilles).	Id.	» 7 40	» 6 16	1/11e	1 grain par 5 grains 1/2.	Marron foncé.	
	» »	Jalap (racine).	Id.	9 3 »	8 7 »	1/18e	30 grains par gros.	Marron.	
	3 7	Myrrhe en larmes.	Eau chaude.	» » »	2 1 12	»	38 grains 2/3 par gros.	Fauve foncé.	
	2 »	Mousse de Corse.	Id.	» » »	» 3 24	»	1 gros 48 grains par once.	Gris cendré.	A essayer, saveur salée forte; odeur marine.
	2 »	Opium brut.	Eau froide.	» » »	» 1 »	»	1 grain par 2 grains.	Fauve cendré.	
	» »	Pavots blancs.	Id.	2 4 »	1 7 »	1/8e	8 grains 1/2 par gros.	Marron clair.	
	» »	Patience (racine de).	Id.	6 5 »	6 4 »	1/14e	1 gros 45 grains par once.	Marron clair.	
	» »	Pivoine (racine de).	Id.	4 2 »	4 » »	1/18e	18 grains par gros.	Fauve.	
	15 »	Polygala de Virginie (racine).	Id.	» » »	3 4 »	»	12 à 13 grains par gros.	Fauve clair.	Saveur âcre, irritante, persistante.
	» »	Quassia amara (bois).	Id.	» » »	» 2 36	»	11 grains 1/2 par once.	Fauve foncé.	
	11 »	Quina gris (écorce).	Id.	» » »	4 6 »	»	12 à 13 grains par gros.	Fauve rosé.	
	4 »	Quina jaune (écorce).	Id.	» » »	» 5 »	»	1 gros 18 grains par once.	Fauve rosé clair.	
	4 »	Quina rouge (écorce).	Id.	» » »	» 4 »	»	1 gros par once.	Fauve rougeâtre.	
	» »	Rhubarbe de Chine (racine).	Id.	5 5 24	5 2 24	1/12e	24 grains par gros.	Brun olivâtre.	
	8 »	Ratanhia (racine choisie).	Id.	» » »	3 5 »	»	14 grains par gros.	Grenat.	
	» »	Roses de Provins (fleurs).	Id.	» » »	10 4 »	»	24 à 25 grains par gros.	Brun très-foncé.	
	8 »	Réglisse (racine ratissée).	Id.	» » »	2 2 »	»	2 gros 18 grains par once.	Fauve foncé.	
	» »	Rue (tige et feuilles).	Id.	» » »	4 2 »	»	20 à 21 grains par gros.	Fauve foncé.	
	» »	Rhus radicans.	Id.	2 6 16	2 4 56	1/9e	11 à 12 grains par gros.	Chocolat clair.	
	12 »	Sabine (feuilles de).	Id.	» » »	1 5 36	»	10 grains par gros.	Marron.	
	» »	Salsepareille (racine).	Id.	» » »	13 » »	»	1 gros 20 grains par once.	Brun rouge très-foncé.	Mousse beaucoup quand il est dissous.
	» »	Sassafras (bois râpé).	Id.	» » »	4 1 »	»	20 grains 1/4 par once.	Marron.	
	» »	Squine (racine).	Id.	» » »	2 4 »	»	33 grains 1/4 par once.	Fauve roussâtre.	
	» »	Saponaire (feuilles, etc.).	Id.	» » »	3 » »	»	2 gros 36 grains par once.	Chocolat.	
	6 »	Scille sèche (squammes).	Id.	4 » 36	3 3 »	1/5e	1 grain par grain 1/2.	Marron très-clair.	
	1 4	Safran.	Eau chaude.	» » »	» 3 36	»	39 grains par gros.	Cerise.	
63	» 12 »	Stramonium (feuilles).	Eau froide.	» » »	3 » »	»	1 grain par 4 grains.	Brun noirâtre.	
64	2 » »	Séné (feuilles de).	Eau chaude.	7 3 »	7 » »	1/13e	16 grains par gros.	Noir.	
65	1 12 »	Saule (écorce de).	Eau froide.	» » »	3 4 »	»	64 grains par once.	Rouge noirâtre.	
66	1 » »	Trèfle d'eau (feuilles).	Id.	5 1/2 22	5 » 40	1/22e	23 grains par gros.	Fauve foncé.	
67	2 » »	Valériane (racines).	Id.	5 5 »	5 2 »	1/21e	12 grains par gros.	Bistre.	

3° EXTRAITS HYDRO-ALCOOLIQUES.

Numéros d'ordre	Quantité des substances traitées	Noms des substances traitées	Menstrues employés	Quantité d'extrait mou obtenu	Quantité d'extrait sec obtenu	Différence approximative de l'extrait sec au mou	Rapport de l'extrait sec à la substance	Couleur des extraits secs	Observations
68	2 » »	Aconit napel (feuilles).	Alcool 24°.	8 5 »	7 » »	1/6e	1 grain par 4 grains 1/2.	Bistre.	
69	2 » »	Belladone (feuilles).	Alcool 24°.	6 3 10	4 7 18	1/4e	1 grain par 6 grains 1/2.	Brun verdâtre.	
70	» 8 »	Ciguë sèche.	Alcool 22°.	2 2 48	2 » 32	1/17e	1 grain par 4 grains.	Laque jaune verdâtre.	
71	2 » »	Cubèbes (poivre).	Alcool 24°.	» » »	3 » »	»	3 gros 21 grains par once.	Noir foncé.	Odeur forte, saveur chaude, aspect gras.
72	1 » »	Coloquinte.	Alcool 22°.	» » »	2 2 »	»	10 grains 1/2 par gros.	Fauve grisâtre.	
73	1 » »	Colchique (ognons).	Alcool 22°.	» » »	3 8 »	»	1 grain par 4 à 5 grains.	Fauve très-foncé.	
74	» 4 »	Cantharides.	Alcool 22°.	» » »	» 7 36	»	16 grains 1/2 par gros.	Bistre.	
75	» 2 »	Cascarille (écorce).	Alcool 24°.	» » »	» 1 »	»	1 grain par 16 grains.	Marron foncé.	Amer, âcre, aromatique.
76	2 » »	Chélidoine grande (feuilles).	Alcool 22°.	5 6 »	5 2 »	1/11e	1 grain par 6 grains.	Brun rougeâtre.	
77	2 » »	Digitale (feuilles).	Alcool 22°.	11 6 »	10 6 »	1/11e	1 grain par 3 grains.	Fauve foncé.	Son action est plus grande que celle de l'ext. aq.
78	2 » »	Douce-amère (tiges).	Alcool 22°.	4 5 36	4 1 36	1/14e	5 grains 1/2 par gros.	Fauve verdâtre.	Amer d'abord, ensuite doux.
79	1 » »	Gratiole.	Alcool 22°.	6 » »	5 6 »	1/24e	20 grains par gros.	Marron foncé.	
80	» 2 »	Garou (écorce de).	Alcool 22°.	» » »	» 3 »	»	1 grain par 5 à 6 grains.	Bistre.	
81	1 » »	Gingembre (racine).	Alcool 22°.	» » »	2 » »	»	1 grain par 6 grains.	Fauve noirâtre.	Saveur brûlante.
82	2 » »	Jusquiame (feuilles).	Alcool 24°.	8 2 »	7 6 »	1/16e	1 grain par 4 grains 1/2.	Noir mat.	
83	2 » »	Phellandrium (semences).	Alcool 22°.	5 » »	4 4 18	1/8e	1 grain par 7 grains 1/2.	Bistre.	Huileux, odeur particulière.
84	» » 4	Safran.	Alcool 22°.	» » »	» 3 »	»	1/2 gros par gros.	Cerise vif.	
85	1 12 »	Sureau (deuxième écorce de).	Alcool 22°.	3 4 »	3 2 »	1/16e	61 grains par once.	Marron foncé.	
86	» 8 »	Stramonium (graines).	Alcool 24°.	» » »	» 4 »	»	4 à 5 grains par gros.	Marron foncé.	
87	2 » »	Stramonium (feuilles).	Alcool 22°.	6 5 »	5 7 68	1/7e	1 grain par 5 grains environ.	Brun olivâtre.	Odeur particulière non désagréable.
88	1 » »	Seigle ergoté.	Alcool 22°.	» » »	2 » »	»	1 grain par 8 grains.	Fauve foncé.	Odeur fétide, âcre, nouveau à essayer.
89	» 4 »	Tabac (nicotiane).	Alcool 22°.	» 7 40	» 6 48	1/11e	1 grain par 4 à 5 grains.	Brun verdâtre.	

4° EXTRAITS ALCOOLIQUES OU RÉSINEUX.

Numéros d'ordre	Quantité des substances traitées	Noms des substances traitées	Menstrues employés	Quantité d'extrait mou obtenu	Quantité d'extrait sec obtenu	Différence approximative de l'extrait sec au mou	Rapport de l'extrait sec à la substance	Couleur des extraits secs	Observations
90	» 4 »	Aloès socc.	Alcool 34°.	» » »	1 2 »	»	22 à 23 grains par gros.	Noir brillant.	
91	2 » »	Jalap.	Alcool 34°.	» » »	3 3 »	»	7 grains 1/2 par gros.	Noir luisant.	
92	» 2 »	Noix vomique.	Alcool 34°.	» » »	» 2 24	»	1 grain environ par 7 grains.	Marron foncé.	
93	» 4 »	Quina jaune.	Alcool 34°.	» » »	» 2 12	»	39 grains par once.	Rougeâtre foncé.	
94	» 1 »	Quina rouge.	Alcool 34°.	» » »	» 2 36	»	45 grains par once.	Rouge très-foncé.	

5° EXTRAITS AQUEUX ÉTHÉRÉS.

Numéros d'ordre	Quantité des substances traitées	Noms des substances traitées	Menstrues employés	Quantité d'extrait mou obtenu	Quantité d'extrait sec obtenu	Différence approximative de l'extrait sec au mou	Rapport de l'extrait sec à la substance	Couleur des extraits secs	Observations
95	» 2 »	Valériane s. (racines).	Eau éthérée.	» » »	» 3 36	»	15 à 16 grains par gros.	Bistre.	Tous ces extraits sont caractérisés par l'odeur de la plante qui les a fournis.
96	» 2 »	Aunée (racines).	Id.	» » »	» 5 »	»	22 à 23 grains par gros.	Fauve roussâtre.	
97	» 2 »	Camomille (fleurs).	Id.	» » »	» 2 »	»	9 grains par gros.	Marron.	
98	» 2 »	Menthe poivrée (sommités).	Id.	» » »	» 4 »	»	18 grains par gros.	Vert très-foncé.	
99	» 2 »	Oranger (fleurs).	Id.	» » »	» 5 36	»	24 à 25 grains par gros.	Coul. de gom. laque en feuill.	
100	» 2 »	Oranger (feuilles).	Id.	» » »	» 5 40	»	25 grains par gros.	Vert très-foncé.	
101	» 2 »	Oranger (écorce).	Id.	» » »	» 5 »	»	22 grains par gros.	Jaune rougeâtre.	
102	» 2 »	Pivoine (racine).	Id.	» » »	» 4 18	»	19 grains par gros.		

6° EXTRAITS HYDRO-ALCOOLIQUES ÉTHÉRÉS.

Numéros d'ordre	Quantité des substances traitées	Noms des substances traitées	Menstrues employés	Quantité d'extrait mou obtenu	Quantité d'extrait sec obtenu	Différence approximative de l'extrait sec au mou	Rapport de l'extrait sec à la substance	Couleur des extraits secs	Observations
103	» 2 »	Absinthe (grande plante entière).	Hydro-alc. éth.	» » »	» 3 »	»	14 grains par gros.	Noir.	
104	2 1 »	Fougère mâle (racines).	Id.	» » »	10 3 »	»	23 grains par gros.	Raisin de Corinthe.	
105	» 2 »	Rue (la plante entière).	Id.	» » »	» 5 »	»	22 grains 1/2 par gros.	Noir verdâtre.	
106	» 1 4	Sabine (feuilles).	Id.	» » »	» 3 36	»	21 grains par gros.	Noir.	
107	» 2 »	Semen-contra.	Id.	» » »	» 2 36	»	20 grains par gros.	Bistre.	

thérapeutique, en attendant que les corps savants auxquels ce mémoire a été adressé prononcent à leur tour sous le rapport purement scientifique.

Bientôt un travail plus circonstancié exposera toutes nos recherches, et complétera le travail dont nous n'avons voulu donner ici qu'une espèce de résumé.

www.ingramcontent.com/pod-product-compliance
Ingram Content Group UK Ltd.
Pitfield, Milton Keynes, MK11 3LW, UK
UKHW021642090726
13657UKWH00004B/1701

9 782019 240424